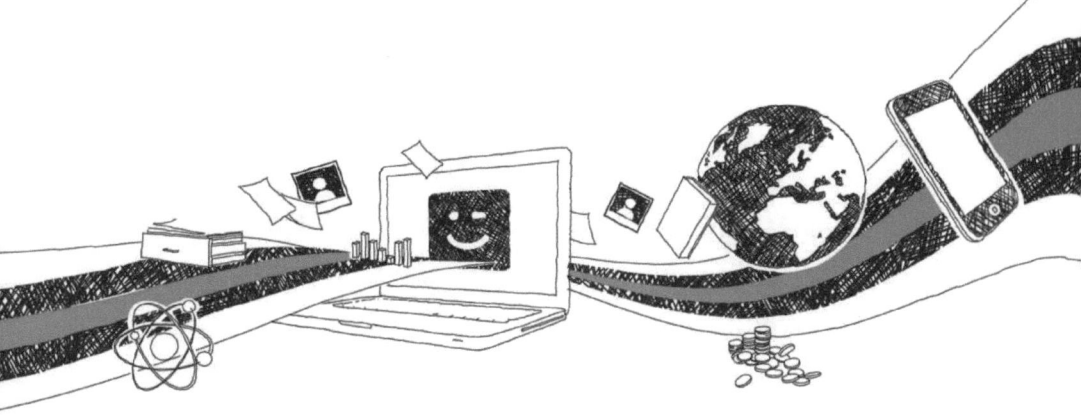
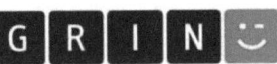

Auswirkung ketogener Ernährung auf das Erleben und Verhalten

Anhand der Studienlage zur Autismus-Spektrum- Störung und eines Selbstversuchs

Shannon Diehl

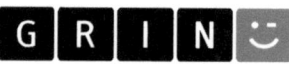

Bibliografische Information der Deutschen Nationalbibliothek:

Die Deutsche Nationalbibliothek verzeichnet diese Publikation in der Deutschen Nationalbibliografie; detaillierte bibliografische Daten sind im Internet über http://dnb.d-nb.de abrufbar.

ISBN: 9783346331755
Dieses Buch ist auch als E-Book erhältlich.

Druck und Bindung: Books on Demand GmbH, Norderstedt Germany
Gedruckt auf säurefreiem Papier aus verantwortungsvollen Quellen

Das vorliegende Werk wurde sorgfältig erarbeitet. Dennoch übernehmen Autoren und Verlag für die Richtigkeit von Angaben, Hinweisen, Links und Ratschlägen sowie eventuelle Druckfehler keine Haftung.

Das Buch bei GRIN: https://www.grin.com/document/978731

MSH Medical School Hamburg

University of Applied Sciences and Medical University

Fakultät Humanwissenschaften

Bachelor Studiengang Psychologie

Schriftliche Prüfungsleistung

Auswirkung ketogener Ernährung auf das Erleben und Verhalten

anhand der Studienlage zur Autismus- Spektrum- Störung und eines Selbstversuchs

vorgelegt von: Shannon Diehl

vorgelegt am: 26.03.2020

Semester: 4. Fachsemester

Modulbezeichnung: M18 – Gesundheitspsychologie

Kurs: Psychologie, SS 18- 4

Inhaltsverzeichnis

Inhaltsverzeichnis I

Tabellenverzeichnis..II

Abkürzungsverzeichnis II

Abstract...III

Vorwort IV

1   Einleitung 1

2   Hauptteil 2

2.1   Theoretischer Hintergrund 2
2.1.1   Einblick in den biochemischen Hintergrund der ketogenen Ernährung 2
2.1.2   Die ketogene Ernährung in ihrer therapeutischen Anwendung 3
2.1.3   Die Autismus- Spektrum- Störung...3
2.1.4   Einbettung in die Gesundheitspsychologie durch das HAPA- Modell 4
2.1.4.1   HAPA - Das sozial- kognitive Prozessmodell gesundheitlichen Handelns......4
2.1.4.2   Interventionsplanung auf der Basis des HAPA- Modells...............................4

2.2   Methoden zur Auswahl der Studien...5
2.2.1   Suchstrategie 5
2.2.2   Ein- und Ausschlusskriterien 6

2.3   Die herangezogenen Studien in tabellarischer Übersicht 6
2.3.1   Studien an autistischen Personen 6
2.3.2   Studien an Tieren 8

2.4   Zusammenfassung der Studienlage..9
2.4.1   Vergleich der Studien an autistischen Personen..9
2.4.2   Veterinäre Studienlage..10

3   Selbstversuch..11

3.1   Durchführung...11

3.2   Reflexion meiner Erfahrung 12

4   Diskussion 13

4.1   Interpretation der Ergebnisse aus den Studien..13

4.2   Fazit und Ausblick 15

Literaturverzeichnis... V

Tabellenverzeichnis

Tabelle 1 – Studien - Ketogene Ernährung als therapeutische Intervention bei autistischen Personen 6

Tabelle 2 – Studien - Ketogene Ernährung als therapeutische Intervention bei Nagetieren 8

Abkürzungsverzeichnis

ASS   Autismus- Spektrum- Störung

BTBR   Natürlich vorkommender, durch Inzucht erzeugter Mäusestamm
                      bekannt als BTBR T+tf/J–Mäuse, die ein Syndrom aufweisen, welches
                      große Ähnlichkeit zur Autismus-Spektrum- Störung hat.

CARS   Childhood Autism Rating Scale (nach Schopler 1980, überarbeitet von
                      Steinhausen 1996)

DGE   Deutsche Gesellschaft für Ernährung e.V.

HAPA   Health Action Process Approach

KGD   Ketogene Diät (Diät im Sinne einer Ernährungsweise)

Low Fat   Fettarme – kohlehydratreiche Ernährungsweise

Low Carb   Kohlehydratarme – fettreiche Ernährungsweise

Abstract

A ketogenic diet is a strictly fat-rich - low-carbohydrate diet. Because of its health benefits, it has been extensively researched for its therapeutic use, especially regarding epilepsy. More recently, this has led to in-depth research concerning the affection on people who have been diagnosed with autism spectrum disorder. The aim of this work is to present a series of longitudinal studies to provide a first overview of the effects of a ketogenic diet on autistic patients. To this end, studies are compared that investigated behavioral changes in the course of dietary therapy. Furthermore, an embedding in health psychology as well as a self-experiment is shown.

Despite the limited comparability of the studies, a clearly positive effect of the ketogenic diet on the behavioral parameters of the autism spectrum disorder is shown. Further research regarding a differentiated mode of action of ketogenic nutrition is proposed.

Vorwort

In der folgenden Arbeit wird aus Gründen der besseren Lesbarkeit ausschließlich die männliche Form verwendet. Sie bezieht sich auf Personen aller Geschlechter.

1 Einleitung

Innerhalb der Ernährungswissenschaft gibt es nur wenige Fragen, auf die sich die Geister auf so vehemente Weise scheiden, wie bei der Frage danach, ob eine fettreduzierte - kohlehydratreiche (Low Fat) oder eine kohlehydratreduzierte – fettreiche (Low Carb) die gesündere Ernährungsweise ist. Dies führt dazu, dass Nahrungsfette schon seit Jahrzehnten im Zentrum wissenschaftlicher Überlegungen stehen (DGE, 2015). So warnt die Deutsche Gesellschaft für Ernährung e.V. (DGE), vor einer zu hohen Fettzufuhr und den daraus resultierenden Krankheiten (DGE, 2006).

Seit jüngster Vergangenheit wird nun, mit steigender Anzahl wissenschaftlicher Veröffentlichungen, der Fokus auf das Fett als gesundheitlicher Indikator gelegt (Baumeister, 2012). Folge dessen ist eine starke Zunahme des Interesses an der ketogenen Diät (im Folgenden mit KGD abgekürzt). Die KGD ist eine spezielle Ernährungsform, die sich durch einen hohen Fettgehalt mit einer ausreichenden Menge an Proteinen für das Wachstum, aber einem unzureichenden Gehalt an Kohlenhydraten auszeichnet. Durch sie vollzieht sich eine Änderung des Stoffwechsels, wodurch der Körper nunmehr Fett als primäre Brennstoffquelle verwendet (El- Rashidy, El- Baz, El-Gendy, Khalaf & Saad, 2017).

Ausschlaggebend für den wachsenden Zuspruch der KGD sind die physiologischen, endokrinologischen und biochemischen Veränderungen, welche durch die veränderte Nahrungszusammensetzung hervorgerufen werden (Baumeister, 2012). Diese führten dazu, dass in den letzten Jahren das therapeutische Potenzial der KGD bei einer Reihe von neurologischen Erkrankungen aufgezeigt werden konnte. Mit diesen Ergebnissen stieg auch ein Interesse an einem möglichen therapeutischen Einsatz bei der Autismus- Spektrum-Störung (ASS) (Napoli, Dueñas & Giulivi, 2014).

Bei dieser Erkrankung handelt es sich um eine tiefgreifende Entwicklungsstörung, der eine lebenslange komplexe Störung des zentralen Nervensystems zugrunde liegt, welche sich insbesondere in der Wahrnehmungsverarbeitung äußert. Sie zeichnet sich durch schwere Beziehungs- und Kommunikationsstörungen aus (vgl. ICD 10).

Ziel dieser Arbeit ist, Ergebnisse über den Einfluss einer ketogenen Ernährung auf das Erleben und Verhalten von autistisch Erkrankten darzustellen und miteinander zu vergleichen. Da die genaue Wirkweise der KGD auf Autismus immer noch unklar ist, richtet sich die Arbeit an verhaltensbasierte Studien.

2 Hauptteil

Im folgenden Kapitel wird zunächst mit einer kurzen Einführung in den theoretischen Hintergrund dieser Arbeit eingeleitet. Es folgen Ausführungen zur Auswahl der herangezogenen Studien und zu Gemeinsamkeiten und Unterschiede der Studien in ihren methodischen Vorgehensweisen. Im Weiteren wird mithilfe des HAPA- Modells von Ralf Schwarzer eine Einbettung der Thematik in die Gesundheitspsychologie vorgenommen und mit der Darstellung eines Selbstversuchs der Hauptteil geschlossen.

2.1 Theoretischer Hintergrund

Zum tieferen Verständnis werden die Hintergründe der ketogenen Ernährung, welche sich durch einen hohen Fettgehalt mit einer ausreichenden Menge an Proteinen für das Wachstum, aber einem unzureichenden Gehalt an Kohlenhydraten auszeichnet, erläutert. Es folgt eine kurze Darstellung der Autismus- Spektrum- Störung und des HAPA – Modells.

2.1.1 Einblick in den biochemischen Hintergrund der ketogenen Ernährung

Das Ziel einer ketogenen Ernährung ist es, durch eine veränderte Nahrungszusammensetzung den Körper in einen anderen Energiestoffwechsel zu versetzen. Das Prinzip dahinter ist einfach: Durch die strenge Reduktion von Kohlehydraten können diese nicht mehr im Rahmen des Glukosestoffwechsels zur Energiegewinnung genutzt werden und der Körper ist gezwungen, nach einer alternativen Energiequelle zu suchen (Baumeister, 2012).

Durch den vermeintlichen Mangel werden in der Leber sogenannte Ketonkörper, auch Ketone genannt, aus Fetten erzeugt und mit den Fettsäuren als Energielieferant verwendet. Dieses körpereigene Verfahren wird als Ketose bezeichnet. Die dabei ausgestoßenen Ketone beeinflussen sowohl die Zellteilung als auch das Zellwachstum positiv und haben eine entzündungshemmende Wirkung (Ebd.). Indem sie die Stoffe hemmen, die für das Auslösen von Entzündungsprozessen verantwortlich sind, beeinflussen sie auch das Immunsystem positiv (Food& HealthInstitute, 2019). Nicht zuletzt nutzt das Gehirn die Ketone für seinen Energiestoffwechsel (Baumeister, 2012). Dabei konnte unter anderem eine Regulierung der

Erregbarkeit der neuronalen Membran festgestellt werden (Voskuyl & Vreugdenhil, 2001). Ketone selbst entfalten eine neuroprotektive Wirkung und stimulieren die mitochondriale Biogenese, welches zu einer stabilisierten synaptischen Funktion führt (Bough et. al., 2006). Neben dem Mangel an Kohlehydraten zählen auch starke körperliche Aktivitäten, Fasten und hohe Kälteeinwirkung zu den Voraussetzungen unter denen der Körper Ketone erzeugt. Auch Neugeborene befinden sich noch einige Monate nach der Geburt in der Ketose (Food& HealthInstitute, 2019).

2.1.2   Die ketogene Ernährung in ihrer therapeutischen Anwendung

Die Forschung bezüglich des therapeutischen Einflusses einer ketogenen Ernährung reicht bis ins frühe 20. Jahrhundert zurück. Damals wie heute wird der Einfluss der KGD auf Epilepsie untersucht und als Therapie bei medikamentenresistenter Epilepsie befürwortet und erfolgreich angewendet (Baumeister, 2012). In den letzten zehn Jahren wurden die Forschungen vermehrt ausgeweitet und zahlreiche Mechanismen wurden identifiziert, durch welche die KGD eine neuroprotektive Wirkung entfaltet (Stafstrom & Rho, 2012). So konnte sich die KGD bei verschiedenen angeborenen genetischen Störungen des Stoffwechsels, wie der Pyruvatdehydrogenase als wirksam erweisen (Baranano & Hartman, 2008).

Im Rahmen der Behandlung neurologischer Erkrankungen wurde der Einfluss einer KGD in Bezug auf eine Vielzahl von Erkrankungen untersucht, wobei ein positiver Einfluss auf Hirnverletzungen (Appelberg et al., 2009) und Migräne (Willis et al., 2010) festgestellt werden konnte. Nicht eindeutige aber vielversprechende Studien untersuchten die therapeutischen Möglichkeiten der KGD bei Alzheimer (z.B. Henderson, et al., 2009), Parkinson (Vanitallie et al., 2005) und Depressionen (z.B. Murphy et al., 2004).

2.1.3   Die Autismus- Spektrum- Störung

Die Autismus-Spektrum-Störung bezeichnet eine Reihe von Neuroentwicklungsbedingungen, die gemeinsame Merkmale mit Autismus aufweisen. Die Symptome sind unterschiedlich ausgeprägt und verändern sich oftmals von Einzelfall zu Einzelfall. Wahrnehmungsstörungen, Kommunikationsauffälligkeiten, Defizite im Sozialverhalten, Interessen und das Intelligenzniveau unterliegen bei Betroffenen subtilen Störungen bis zu erheblichen Beeinträchtigungen (vgl. ICD 10). Die Bezeichnung „Autismus- Spektrum- Störung" entstammt dem anglo-amerikanischen Raum und umfasst neben dem frühkindlichen Autismus das Asperger Syndrom, das Rett- Syndrom, die Desintegrationsstörung und unspezifische Entwicklungsstörungen (Bernard- Opitz, 2007). Die Ätiologie der Autismus- Spektrum-Störung ist noch unklar, jedoch es gibt Hinweise darauf, dass eine starke genetische Komponente und die Exposition gegenüber verschiedenen Umweltfaktoren an der Entstehung dieser Störung beteiligt sind (Castro et al. 2015).

2.1.4 Einbettung in die Gesundheitspsychologie durch das HAPA- Modell

Zur Einbettung der Thematik in die gesundheitspsychologische Praxis, wird die Einführung einer ketogenen Ernährung mit dem HAPA-Modell veranschaulicht.

2.1.4.1 *HAPA - Das sozial- kognitive Prozessmodell gesundheitlichen Handelns*

Bei dem HAPA- Modell handelt es sich um ein dynamisches sozial- kognitives Prozessmodell des Gesundheitsverhaltens zur Erklärung und Vorhersage gesundheitsfördernder und gesundheitsschädlicher Verhaltensweisen. Innerhalb des Modells wird zwischen präintentionalen Motivationsprozessen und postintentionalen Volitionsprozessen unterschieden. Die enthaltenen Schritte erfolgen sequenziell und sind von einer Selbstwirksamkeitserwartung abhängig (Schwarzer, 2004).

Als erste Instanz auf dem Weg zur Verhaltensänderung muss eine Intention gebildet werden, welche sich einem Zusammenwirken von Risikowahrnehmung, Handlungsergebniserwartung und Selbstwirksamkeits-erwartung ergibt. Nach Zielbildung tritt die Person in die postintentionale Volitionsphase. In dieser Phase wird die intendierte Verhaltensänderung zunächst geplant (präaktionale Phase), anschließend initiiert (aktionale Phase) und später beibehalten, auch wenn sich Hindernisse in den Weg stellen (postaktionale Phase) (Schwarzer, 2004).

2.1.4.2 *Interventionsplanung auf der Basis des HAPA- Modells*

Je nach dem Grad der Erkrankungen, sind autistisch Erkrankte immensen Schwierigkeiten ausgesetzt, Ziele langfristig zu verfolgen. Ihre Handlungsmöglichkeiten sind begrenzt. Um die Intervention nicht von dem Grad der Erkrankung abhängig zu machen, richtet sich die Interventionsplanung an die Eltern von autistisch erkrankten Kindern. Zur Bildung der

Intention soll zunächst über die Behandlungsmethode der KGD auf diversen thematischen Websites, Selbsthilfegruppen und in Arztpraxen, bspw. mit Infoblättern, über Risiken einer Nicht- behandlung und potentielle Auswirkungen der KGD aufgeklärt werden. Erfahrungsberichte von Eltern sollen beigefügt werden, um eine niedrige Selbstwirksamkeitserwartung der Eltern aufzufangen und zu steigern. In der präaktionalen Phase soll zur Unterstützung der Planung der KGD öffentlich zugängliche Online-Testphasen veröffentlicht werden, um mit täglichen kostengünstigen Rezepten die Eltern zu begleiten. Es sollte abwechslungsreiches, konformes Essen eingekauft, der Tagesablauf für etwaiges Vorkochen angepasst und nicht konforme Lebensmittel entsorgt, bzw. aus der Sicht- und Reichweite des Betroffenen geschaffen werden. Zur emotionalen Unterstützung wird den Eltern ebenfalls zur Teilnahme geraten. Es folgt die aktionale Phase, in der die Eltern mithilfe der Instruktionen und Rezepte begleitet werden. Um Distraktionen zu verhindern, sollten Risikosituationen möglichst vermieden werden. Im Falle eines Restaurantbesuchs besteht hier bspw. die Möglichkeit, sich zuvor in die Karte des Restaurants einzulesen und ein konformes Essen herauszusuchen. Im Zuge der postaktionalen Phase sollten Misserfolge bewusst so interpretiert werden, dass sie unvermeidlich und damit verzeihlich sind. Mit Hilfe von sozialen Netzwerken für Teilnehmer der Testphasen kann bei Misserfolgen soziale Unterstützung geboten und die eigene Motivation gestärkt werden.

2.2 Methoden zur Auswahl der Studien

Nachfolgend wird die Methodik zur Auswahl der herangezogenen Studien beschrieben.

2.2.1 Suchstrategie

Um einen ersten Einblick in den Forschungsstand zu den Auswirkungen KGD auf die Autismus-Sprektum-Störung zu erhalten, erfolgte zunächst eine unsystematische Recherche über die Websuchmaschinen Google und Google Scholar. Die Recherche wurde weiter über die Datenbanken EBSCOhost, PsychINFO, Medline, PubMed, Researchgate und SienceDirect systematisiert. Die folgenden Suchbegriffe wurden dabei verwendet: *Ketogenic diet, KD, Autism, ASS, dietry therapy, behavioral symptoms, autistic symptoms, Children.*
Die Artikel wurden zunächst durch eine Analyse von Titeln und Abstracts ausgewählt, gefolgt von einer Volltextlesung. Für analytische Zwecke wurden nur Daten einbeschlossen, die für

das Thema der vorliegenden Untersuchung relevant sind. Daten zu anderen Ergebnissen, insbesondere Studienergebnisse, die sich nicht auf das Erleben und Verhalten beziehen, wurden ausgeschlossen.

2.2.2 Ein- und Ausschlusskriterien

Ein- und Ausschlusskriterien wurden festgelegt, um eine geeignete Studienauswahl zu erlangen. Dies waren zunächst Erscheinungsjahr und Sprache. Die Studien wurden dann als geeignet angesehen, wenn sie Ergebnisse aufzeigten, die Autismus- Spektrum- Störung und die Behandlung mit der Ketogenen Ernährung in Verbindung brachten. Dabei wurden Versuche mit Menschen ebenso wie Tiermodelle in die Auswertung miteinbezogen. Da es sich um die Untersuchung einer Behandlung handelt, wurden nur prospektive Follow-up Studien in die Auswahl miteinbezogen. Alle Studien wurden ausgeschlossen, die sich mit den spezifischen biologischen Wirkmechanismen der KGD befassten, welche den Rahmen dieser Arbeit sprengen würden, sowie Rezensionen und Kommentare.

2.3 Die herangezogenen Studien in tabellarischer Übersicht

Anschließend werden die zur Auswertung herangezogenen Studien am Menschen dargestellt. Es folgt eine Übersicht über die herangezogenen Tierstudien.

2.3.1 Studien an autistischen Personen

Tabelle 1 – Studien - Ketogene Ernährung als therapeutische Intervention bei autistischen Personen

Aufbau	Methoden	Ergebnisse	Referenzen
n= 30 Alter= 4 – 10 J. Beurteilung über CARS	Die Diät wurde 6 Monate lang angewendet, mit kontinuierlicher Verabreichung über 4 Wochen, unterbrochen durch 2-wöchige diätfreie Intervalle. Intervention mit KGD (71% Fette, 19% Kohlenhydrate, 10% Proteine) Zusätzlich Vitamin- und Mineralstoffzusätze (empf. Tagesdosis) Messung der Ergebnisse mit CARS	18 von 30 Teilnehmer (60%), verblieben bis zum Ende des Versuchs und hielten sich an die Diät. Von den Verbliebenen wurde eine Verbesserung in mehreren Parametern festgestellt. Es wurden Verbesserungen in den Bereichen Lernen, Sozialverhalten, Sprache, Kooperation, Stereotypen und Hyperaktivität beobachtet. Eine signifikante Verbesserung wurde bei zwei Vpn, eine durchschnittliche und geringfügige Verbesserung wurden bei jeweils acht Vpn	Evangeliou et al., 2003

festgestellt.

n= 45 Alter= 3- 8 Jahre Diagnose über DSM-5 bestätigt	Die Patienten wurden zu gleichen Teilen in 3 Gruppen aufgeteilt, wobei die erste Gruppe eine KGD, die zweite Gruppe eine glutenfreie freie Diät und die dritte Gruppe eine ausgewogene Ernährung erhielt und als Kontrollgruppe diente. Behandlungszeitraum von acht Monaten. KGD: (60 % Fette, 10 % Kohlehydrate. 30 % Proteine) Beurteilung über neurologische Untersuchungen, CARS, ATEC	Fünf Vpn verließen die Studie vor dem Ende Beide Diätgruppen zeigten eine signifikante Verbesserung der ATEC- und CARS- Werte Sprache, Verhalten, Kognition und Geselligkeit im Vergleich zur Kontrollgruppe, wobei die ketogene Gruppe im Vergleich zur glutenfreien Diätgruppe bessere Ergebnisse in der Kognition und Geselligkeit erzielte.	El- Rashidy et al., 2017
n= 146 Kinder mit klinischen und subklinischen Anfällen	Eltern von ASS- Selbsthilfegruppen wurden per E-Mail und auf Websites gebeten, die Online-Umfragen auszufüllen. Zwei Umfragen zur Auwahl: Eine über die Behandlung von Personen mit ASS und klinischen oder subklinischen Anfällen oder abnormalen Elektroenzephalogrammen und eine Kontrollumfrage für Personen mit ASS ohne klinische oder subklinische Anfälle oder abnormale Elektroenzephalogr. Bewertung der Wirkung traditioneller Antiepileptika und von nicht-traditionellen ASS-Behandlungen auf Anfälle und andere klinische Faktoren Bis zu drei Behandlungsnebenwirkungen konnten zusätzlich angegeben werden	Es wurde festgestellt, dass die KGD die Anfälle signifikant stärker verbesserte als die glutenfreie kaseinfreie Diät. Dabei führte die ketogene Diät sowohl zur Verbesserung der Anfälle als auch anderer klinischer Faktoren (Schlaf, Kommunikation, Sozialverhalten) Nebenwirkungen der KGD waren Müdigkeit, Veränderung des Appetits, Gewichtsverlust, Verstopfung oder Durchfall, Schlafstörungen, Übelkeit und/oder Erbrechen	Frye et al., 2011
n= 1 (w) Alter= 4 J. Diagnose= Unterbereiche der diagn. Beobach- tungsskala für Autismus, der Gilliam- Autismus-	Gluten freie Diät (darunter bereits Verbesserung, jedoch wiederkehr der Anfälle in der Pubertät) und später zusätzliche Einführung der KGD. Dabei wurden mittelkettige Triglyceride statt Butter und Sahne als primäre Fettquelle verwendet (ratio: 1,5:1). 14-monatige Behandlungszeit. Methoden zur Messung der Ergebnisse: CARS, Intelligenzquotient,	CARS vor KGD/ CARS nach KGD: 49/17 Intelligenzquotient: um 70 Punkte erhöht Verbesserte kognitive und sprachliche Funktion, deutliche Verbesserung der sozialen Fähigkeiten, erhöhte Ruhe und vollständige Auflösung von Stereotypen. Das Elektroenzephalogramm zeigte zu Beginn des Anfalls eine langanhaltende 3Hz-Spike-Wellen-Aktivität; am Ende verringerte sich dies auf gelegentliche 1-1,5 s ohne klinische	Herbert & Buckley, 2013

Ratingskala und der ADHD-IV-Ratingskala	Elektroenzephalogramm.	Begleiterscheinungen. Zum Ende war das Kind im Wesentlichen anfallsfrei. Zusätzliche Beseitigung der krankhaften Fettleibigkeit.	
n = 1 (w) ASS Diagnose: Klassischer Autismus	Behandlung mit KGD (ratio: 2,5: 1 - Fette: Kohlenhydrate) über einen Zeitraum von neun Jahren aber dem Alter von sieben Jahren.	Seit Einführung der Diät wurde eine Reduktion der Anfallshäufigkeit um 95% erreicht.	Jurecka et al., 2014

2.3.2 Studien an Tieren

Tabelle 2 – Studien - Ketogene Ernährung als therapeutische Intervention bei Nagetieren

Aufbau	Methoden	Ergebnisse	Referenzen
n = 30 28 in der Kontrollgruppe	Es wurde der BTBR- Stamm von Mäusen verwendet. Die Behandlung: Im Alter von 5 Wochen begannen die Mäuse mit der Kontrolldiät oder der KGD, mit einer 3-5-wöchigen diätetischen Behandlung. (KGD: 75,1% Fett; 3,2% Kohlenhydrate; 8,6% Proteine) SD: 5 % Fett; 57,9 % Kohlenhydrate; 23,9 % Proteine) Die folgenden Tests fanden im Alter von 8-10 Wochen statt: Geselligkeitstest, Intrahippokampales EEG Beschlagnahmeschwelle, Bluttest	Nach der KGD zeigten die BTBR-Mäuse eine erhöhte Konzentration von Ketonkörpern und verringerte Glucosekonzentrationen. Die KGD verbesserte die Geselligkeit und Kommunikation und verringerte das selbstgesteuerte repetitive Verhalten bei der BTBR-Maus. Im 6Hz-Test waren BTBR-Mäuse empfindlicher (längere Latenzzeit); drei Wochen KGD-Fütterung änderten diesen Schwellenwert nicht.	Ruskin et al., 2013
n = 12 Kontrolltiere (Wildtyp) 18 Tiermodelle: Tierstamm Mecp2+/y männliche Inzucht Mäuse (Rett-Modell)	11-tägige Vorversuchsperiode Unterteilung der Wildtyp- und mutierten Rett-Mäuse in Gruppen. 30- tätige Fütterung mit SD in unbeschränk-ter oder eingeschränkter Menge oder mit ketogener Nahrung in eingeschränkter Menge. Verabreichung der eingeschränkten Futtermittel, um das Körpergewicht der Mäuse um 20-23% im Vergleich zum Rest zu reduzieren. Alle Mäuse wurden einer Reihe von Verhaltenstests unterzogen.	Leistung in den Tests zum motorischen Verhalten und zur Angst (Umgebungsexploration) bei männlichen RTT-Mäusen im Vergleich zu Wildtyp-Mäusen war zu Beginn signifikant schlechter Einschränkung entweder durch KGD oder SD verbesserte das motorische Verhalten und verringerte die Angst.	Mantis et al., 2009
Gruppe vier Wochen alter Long- Evans-	Vier Wochen lange Behandlung mit der KGD. Im Anschluss wurden Verhaltenstests durchgeführt, um die Geselligkeit, die	Ratten, die mit der KGD behandelt wurden, zeigten in drei versch. Versuchen eine verstärkte soziale Exploration. Die Ergebnisse zeigten keine	Liśkiewicz et al. 2017

| Männchen | Bewegungsaktivität, das Arbeitsgedächtnis und angstbezogene Verhaltensweisen zu evaluieren. Zusätzlich wurden Tests zur sozialen Interaktion bei Tieren durchgeführt, die exogene Ketonkörper erhielten. | Unterschiede in der Mobilität, im angstbezogenen Verhalten oder Arbeitsgedächtnis. KGD beeinflusste das Sozialverhalten junger Erwachsener männlicher Wildtyp-Ratten, was nicht mit anderen Verhaltensänderungen in Verbindung gebracht werden konnte. Behandlung mit exogenen Ketonkörpern ergab keine Veränderungen. |

2.4 Zusammenfassung der Studienlage

Im Folgenden sollen bezüglich der Studien an autistischen Personen aus Tabelle 1 ein Vergleich unternommen werden. Im Anschluss werden die Tierstudien aus Tabelle 2 miteinander verglichen.

2.4.1 Vergleich der Studien an autistischen Personen

Bei allen Studien aus Tabelle1 handelt es sich um qualitative Langzeitstudien mit mehreren Erhebungszeitpunkten. Lediglich die Online- Studie ist eine Querschnittstudie mit nur einem Erhebungszeitpunkt (Frye et al., 2011). Die Studien konzentrierten sich hauptsächlich auf die Verhaltensergebnisse, die durch die KGD erzielt wurden. Bis auf die Online-Studie berichten alle über eine begrenzte Anzahl von Teilnehmern. Zwei Studien beschreiben den Fall einer Einzelperson (Herbert& Buckley, 2013; Jurecka et al., 2014). Die Studien evaluierten die Ergebnisse nach sechs Monaten (Evangeliou et al., 2003), nach acht Monaten (El- Rashidy et al., 2017) und 14 Monaten (Herbert & Buckley, 2013) der KGD, während eine Studie ein Follow-up von neun Jahren hatte (Jurecka et al., 2014). Dabei wurde in zwei Fällen die anfängliche Stichprobengröße aufgrund von Abbrüchen im Laufe der Studie verringert (Evangeliou et al., 2003; El- Rashidy et al. 2017).

Die Online-Umfrage von Frye et al., 2011 gab die elterliche Wahrnehmung von traditionellen und nicht traditionellen Behandlungen, einschließlich der KGD, von ASS wieder. Nebenwirkungen wurden in zwei Studien explizit genannt: Gewichtsverlust (Herbert & Buckley, 2013), sowie Müdigkeit, Veränderung des Appetits, Verstopfung oder Durchfall, Schlafstörungen, Übelkeit und/oder Erbrechen (Frye et al., 2011). Drei der fünf Studien verwendeten die CARS - Childhood Autism Rating Scale und konnten mit dieser niedrigere Werte nach der Intervention aufzeigen, welches auf eine Verbesserung der

Verhaltensmerkale hinweist (Evangeliou et al., 2003; El- Rashidy et al., 2017; Herbert und Buckley, 2013).

Bei der Mehrheit der Teilnehmer konnte eine Intervention mit der KGD positive Ergebnisse erzielen. Die sich am häufigsten verbesserten Parameter sind Sprache (Evangeliou et al., 2003; El- Rashidy et al., 2017; Herbert und Buckley, 2013), kognitive Funktionen (El- Rashidy et al., 2017; Herbert und Buckley, 2013), Sozialverhalten und Verringerung der Stereotype (Evangeliou et al., 2003; Herbert und Buckley, 2013). Ebenfalls wurde über eine Verbesserung der Geselligkeit (El- Rashidy et al., 2017), erhöhte Lernfähigkeit und verringerte Hyperaktivität berichtet (Evangeliou et al., 2003). Letztlich wurde über eine niedrigere Anfallsrate berichtet (Frye et al. 2011). Im Rahmen der beiden Einzelfallstudien konnte sogar eine im Wesentlichen bestehende Anfallsfreiheit nach der Intervention erzielt werden (Herbert und Buckley, 2013; Jurecka et al., 2014).

In vier Studien wurde über die Zusammensetzung der KGD berichtet, wobei einige Variationen hinsichtlich der Fett- und Kohlenhydratgehalte festgestellt werden können. (Evangeliou et al., 2003; El- Rashidy et al., 2017; Herbert und Buckley, 2013; Jurecka et al., 2014). Die KGD in der Studie von Evangeliou et al., 2003 bestand mit 71% aus dem höchsten Lipidgehalt. In dieser Studie wurden auch Vitamine und Nahrungsergänzungsmittel nach der empfohlenen Tagesmenge verabreicht.

Eine differenzierte Untersuchung zur glutenfreien Diät wurde in der Studie von El- Rashidy et al., 2017 durchgeführt, wobei die ketogene Gruppe im Vergleich zur glutenfreien Diätgruppe bessere Ergebnisse in der Kognition und Geselligkeit erzielte.

In der Einzellfallstudie von Herbert und Buckley, 2013 wurde eine glutenfreie Diät, die bereits zu einer Verbesserung der Symptomatik führte, mit Wiederkehren der Anfälle im pubertären Verlauf mit einer KGD ergänzt. Mit Hilfe der KGD konnte die Anfallshäufigkeit wieder stark verringert werden.

2.4.2 Veterinäre Studienlage

In den experimentellen Studien bei Nagetieren wurden die beiden Mäusestämme BTBR und Mecp2 oder Long- Evans- Ratten- Männchen als Hilfsmittel zur Prüfung der Wirkung der KGD auf autistische Merkmale verwendet (Mantis et al., 2009; Ruskin et al., 2013; Liśkiewicz et al. 2017). Obwohl diese experimentellen Studien methodische Unterschiede aufweisen, zeigten sie ähnliche Ergebnisse in den Verhaltenstests, welche sich auf eine Abschwächung der autistisch-ähnlichen Merkmale beziehen (Mantis et al., 2009; Ruskin et al., 2013; Liśkiewicz et al. 2017).

In jeder Studie wurde etwa über einen Zeitraum von 30 Tagen interveniert, indem die Versuchs- Nagetiere mit ketogenem Futter gefüttert wurden. Die KGD verbesserte die Geselligkeit und Kommunikation, verringerte das selbstgesteuerte repetitive Verhalten bei BTBR-Mäusen (Ruskin et al., 2013), verbesserte das motorische Verhalten und reduzierte die Angst bei Mecp2-Mäusen (Mantis et al., 2009) und verstärkte die Tendenzen zur sozialen Exploration (Liśkiewicz et al. 2017).

Weniger ausschlaggebende Ergebnisse zeigen demgegenüber folgende Versuche:

In der Studie von Liśkiewicz et al. 2017 konnten keine Unterschiede in der Mobilität, im angstbezogenen Verhalten oder im Arbeitsgedächtnis gezeigt werden.

Eine Studie zeigte eine erhöhte Empfindlichkeit von BTBR-Mäusen in einem Anfalls-Suszeptibilitätstest; die mit der KGD-Fütterung nicht geändert werden konnte (Ruskin et al., 2013). Auch die Fütterung mit exogenen Ketonkörpern erzielte keine Veränderungen (Liśkiewicz et al. 2017).

In der Studie von Mantis et al., 2009 führte auch das Standardfutter neben der ketogenen Diät zu einer stärkeren Tendenz zur Erforschung der Umgebung, welches jedoch auf ein positives Ergebnis durch alleinige Kalorienreduzierung deutet.

3 Selbstversuch

Für die Selbsterfahrung wurde ein Selbstversuch über eine Dauer von 30 Tagen unternommen. Im Folgenden, möchte ich auf diesen kurz eingehen.

3.1 Durchführung

Durchgeführt wurde der Selbstversuch mithilfe einer im Internet angebotenen 30- Tages-Challenge auf www.simply-keto.de. Dabei handelt es sich um einen 30- tägigen Ernährungsplan, der darauf abzielt, die Teilnehmer einfach und schnell in die Ketose zu bringen. Zu diesem Ziel erhalten die Teilnehmer neben täglichen Informations- und Motivations- E-mails, abgestimmte Rezepte, die eine Grenze von 20g Kohlenhydraten am Tag nicht überschreiten (75% Fett 5% Kohlenhydrate, 20% Protein). Ebenfalls erhalten die

Teilnehmer Zugang zu einer geschlossenen Facebook- Gruppe, um sich auszutauschen. Die Mitgliederzahl dort betrug ca. 1700 Teilnehmer. In den ersten zwei Wochen ersetzt ein besonders zubereiteter Kaffee das Frühstück. Dieser Kaffee, der so genannte Bulletproof-Coffee, wird mit viel Fett zubereitet (40g Butter, 5g Kokosfett, 15g Mct-ÖL). Durch ihn wird morgens der Fastenmodus des Körpers, der sich über Nacht einstellt, nicht unterbrochen. Obwohl man eine Sättigung erreicht, bleibt der Körper damit in einem Zustand des Fastens. Für den restlichen Tag erhalten die Teilnehmer zwei ketogen abgestimmte Rezepte.

Um Veränderungen genau reflektieren zu können, führte ich während der 30 Tage Tagebuch. Hier vergab ich an jedem Tag eine Punktzahl zur Quantifizierung meines Wohlbefindens, meiner körperlichen Verfassung und meiner Schlafqualität. Dabei waren 0-10 Punkte möglich, wobei bei fünf Punkten angesetzt wurde, um meinen zuvor als normal und neutral erlebten Zustand zu beschreiben. Je nach potentieller Verschlechterung oder Verbesserung, wurden weniger oder mehr als fünf Punkte vergeben. Zusätzlich notierte ich einige Sätze zur Beschreibung meines täglichen Befindens und maß im Abstand von wenigen Tagen, mithilfe von Teststreifen die Menge an Ketonkörpern in meinem Urin.

3.2 Reflexion meiner Erfahrung

In den ersten Tagen einer ketogenen Ernährung, stellt sich der Körper aufgrund des Glukosemangels in den Fettstoffwechsel um. Dies wird nicht selten mit grippeartigen Symptomen begleitet. So verschlechterte sich zu Beginn mein körperliches Befinden stark auf tägliche 1.5 Punkte. Ich erlebte Schwindel, Übelkeit, Schwäche, Unruhe und Ein- sowie Durchschlafprobleme. Mein psychisches Wohlbefinden war trotz dieser Umstände ab Tag eins (mit über 5 Punkten) über meiner als normal erlebten psychischen Verfassung. Tage mit schlechter Stimmung, Konzentrationsprobleme und Verwirrtheit (3.5 – 4 Punkte) waren zwar vereinzelt vorhanden, jedoch erlebte ich von Beginn an in der Gesamtheit eine mir neue geistige Klarheit. Nach einer Woche konnte ich mit 8.0 mmol/l bereits eine hohe Konzentration an Ketonkörpern in meinem Urin messen. Ich erfuhr seit diesem Zeitraum eine gleichmäßig steigende Verbesserung meines körperlichen Befindens (3.5- 4 Punkte), welches sich kontinuierlich bis zum Ende 30 Tage auf ein neu erlebtes körperliches Wohlgefühl und eine körperliche Fitness steigerte (8.5 – 9 Punkte). Ebenfalls steigerte sich kontinuierlich die Qualität meines Schlafes insoweit, als dass ich schnell und früh einschlief und täglich immer früher und erholter wach wurde (10 Punkte am 30. Tag). Etwa ab dem 12 Tag, maß ich einen

Wert von 16 mmol/l, welches den Höchstwert der Teststreifen darstellte. Ab diesem Zeitraum verbesserte sich mein psychisches Wohlbefinden noch weiter. Ich konnte feststellen, dass allmählich meine Stimmungsschwankungen immer seltener wurden und stand jeden Morgen mit einer mir zuvor nicht bekannten Vitalität auf. Ich empfand eine enorme geistige Klarheit, ein stark erhöhtes geistiges Energielevel und ein damit einhergehendes Leistungsniveau (9-10 Punkte am 30. Tag). Doch auch emotional konnte ich Veränderungen feststellen. Ich empfand mich erstaunlicherweise als geselliger und sozial offener. Ebenfalls konnte ich ein gesteigertes Mitgefühl mit anderen Menschen wahrnehmen.

Bei zwischenzeitigen Anfällen von Heißhunger, die besonders auf Süßes abzielten, was für mich sehr ungewohnt war, griff ich stets auf ketogene Süßigkeiten zurück, die kein Zucker und einen sehr geringen Anteil an Kohlehydraten aufweisen. Bei Zweifeln und Motivationstiefs empfand ich die Begleitung durch die Facebook- Gruppe als sehr hilfreich und motivierend.

Zuletzt konnte ich einen Gewichtsverlust von 4 kg feststellen. Obwohl ein Gewichtsverlust zu Beginn zu meinen größten Beweggründen zählte, rückte dies neben den weiteren Auswirkungen im Verlauf immer weiter in den Hintergrund. Besonders die höhere kognitive Leistungsfähigkeit, der neu gewonnene Schaffensdrang, das allgemein verbesserte Wohlbefinden, die gestiegene körperliche Fitness und das geringere Hungergefühl nahm ich als überaus positiv wahr. Aufgrund der enormen Vorteile dieser Ernährungsweise, werde ich die ketogene Ernährung weiterführen.

4   Diskussion

Im Folgenden werden die Ergebnisse der herangezogenen Studien interpretiert werden. Abschließend wird ein Ausblick gegeben werden.

4.1   Interpretation der Ergebnisse aus den Studien

Die Studien an autistischen Erwachsenen und Kindern unterscheiden sich in der Zusammensetzung der ketogenen Ernährung, sowie in der Länge, der Pausen und der allgemeinen Durchführung. Auffallend ist jedoch, dass sie alle durchweg messbare positive Ergebnisse erzielen konnten. Es konnten signifikante Verbesserungen in mehreren Bereichen festgestellt werden. Darunter befinden sich Steigerungen der Lernfähigkeit, des

Sozialverhaltens, der Sprache, der Kooperation, der Stereotypen, der Geselligkeit und der Hyperaktivität. (Evangeliou et al., 2003; El- Rashidy et al., 2017; Herbert& Buckley, 2013) Bezüglich der Anfälle konnte eine signifikante Verbesserung (Frye et al., 2011), bis zur wesentlichen Anfallsfreiheit (Herbert& Buckley, 2013; Jurecka et al., 2014) festgestellt werden. Hervorzuheben i.Rd. Herbert & Buckley, 2013 ist ebenfalls eine Erhöhung des Intelligenzquotienten von 70 Punkten. Dies deutet darauf hin, dass die Länge der Intervention sich ausschlaggebend auf die Wirksamkeit der Intervention auswirkt.

Als Nebenwirkungen der Intervention mit der KGD zählen Müdigkeit, Veränderung des Appetits, Gewichtsverlust, Verstopfung oder Durchfall, Schlafstörungen, Übelkeit und/oder Erbrechen (Frye et al., 2011). Aufgrund der Nebenwirkungen ist es nicht überraschend, dass die Abbruchraten relativ hoch sind. Eine Intervention mit der KGD ist demzufolge individuell abhängig. Diesbezüglich einer allgemeinen Empfehlung einer KGD wäre von Interesse, ob die Nebenwirkungen, wie im Selbstversuch aufgezeigt, im Verlauf abschwächten.

Bei multiplen Rassen von "Designer–Mäusen", die autismusähnliche soziokommunikative Defizite äußerten, konnte die Fütterung von ketogenem Futter zu einer Abschwächung dieser Defizite führen. Wie bei den Studien am Menschen, zeigten sich die Nagetiere unter anderem Geselliger und sozialer (Ruskin et al., 2013). Dazu konnten Verbesserungen in der Motorik und der Ängstlichkeit der Tiere festgestellt werden (Mantis et al., 2009). Sogar das selbstgesteuerte repetitive Verhalten konnte in einer Studie reduziert werden (Ruskin et al., 2013). Positive Ergebnisse zeichnen sich damit auch deutlich im Rahmen von Nagetierversuchen ab. Damit gehen die Beobachtungen der Tierstudien mit den zuvor genannten Ergebnissen am Menschen größtenteils einher. Positive Ergebnisse, wie Verbesserungen des angstbezogenen Verhaltens oder der Mobilität, können zwar nicht in jedem Versuch festgestellt werden (Liśkiewicz et al. 2017), jedoch können ebenso auch keine Verschlechterungen der Symptomatiken festgestellt werden. Dies spricht ebenfalls für einen Versuch der KGD.

Im Allgemeinen, kann mithilfe der Studien am Menschen und am Tier aufgezeigt werden, dass ketogene Ernährung sich überaus positiv auf Verhaltensmerkmale von autistisch erkrankten Erwachsenen und Kindern auswirkt und in der Lage ist, autistische Symptome zu verringern. Interessanterweise deutet eine Studie darauf hin, dass Patienten mit einem höheren CARS-Wert eine geringere Veränderung des Wertes nach der Behandlung der KGD zeigen, während Patienten mit mittelschwerem oder leichtem Autismus höhere CARS-Verbesserungswerte aufwiesen (Evangeliou et al., 2003). Dies führt zu der Überlegung, dass eine ketogene Ernährung sich besonders bei leicht bis mittelschwer autistisch Erkrankten als hilfreich erweisen kann. Weitere potentielle Untersuchungen wären in diesem Rahmen von hoher Bedeutung.

4.2 Fazit und Ausblick

Um die praktische Anwendbarkeit der KGD als Behandlung der ASS zu belegen, sind die Ergebnisse der herangezogenen Studien nicht ausreichend. Sie sind dennoch ein guter Indikator dafür, dass diese Diät eine vielversprechende therapeutische Option für diese Erkrankung darstellt. Dabei sollte ihre Umsetzung immer von Fachleuten des Gesundheitswesens geleitet werden.

Die Prävalenz von Autismus-Spektrum-Störungen in der Bevölkerung beträgt etwa 1% (Goodman & Scott, 2015). Aufgrund dessen und in Anbetracht des Fehlens neuer Durchbrüche in der Entwicklung von Medikamenten für die ASS-Symptomatologie, wird empfohlen, die KGD als ein Untersuchungsziel im Rahmen von ASS in heranzuziehen und weitere Forschungen diesbezüglich anzusetzen.

Doch nicht nur bei autistisch- Erkrankten ist eine ketogene Ernährung in Betracht zu ziehen. Denn der Begriff „Autismus-Spektrum" bezeichnet, im weiten Sinn verwendet, ein dimensionales Spektrum, an dessen Pol der „klassische" frühkindliche Autismus liegt und an dessen anderem Ende entweder normal entwickelte Kinder oder, darüberhinausgehend, Kinder mit überdurchschnittlich entwickelter Empathie und Flexibilität stehen. Nach diesem weiten Verständnis des Autismus-Spektrums befindet sich jeder Mensch irgendwo auf dem autistischen Spektrum (Goodman& Scott, 2013). Die ketogene Ernährung könnte sich dementsprechend, wenn auch in abgeschwächter Form, bei „Nicht- Erkrankten" positiv auswirken. Der aufgeführte Selbstversuch bestätigt diese Annahme.

Insbesondere aufgrund der aktuell steigenden Insulinresistenz und der grundsätzlich abnehmenden Insulinempfindlichkeit im Alter, ist für Jedermann zumindest eine Verringerung der Kohlehydrate in Betracht zu ziehen (Kast, 2018).

Literaturverzeichnis

Literatur

Appelberg, K. S., Hovda, D. A. & Prins, M. L. (2009). The effects of a ketogenic diet on behavioral outcome after controlled cortical impact injury in the juvenile and adult rat. *J. Neurotrauma*. 26, 497–506.

Baumeister, F. (2012). *Ketogene Diät. Ernährung als Therapiestrategie bei Epilepsien und anderen Erkrankungen*. Erlangen: Nutricia GmBh.

Baranano, K. & Hartman, A. (2008). The ketogenic diet: uses in epilepsy and other neurlogic illnesses. *Curr Treat Options Neurol*. 10 (6). 410- 419.

Bernard-Opitz, Vera (2007). *Kinder mit Autismus-Spektrum-Störungen (ASS)* (2. Aktualisierte und erweiterte Auflage). Stuttgart: Kohlhammer.

Bough, K. J., Wetherington, J., Hassel, B., Pare, J. F., Gawryluk, J. W., Greene, J. G., Shaw, R., Smith, Y., Geiger, J. D. & Dingledine, R. J. (2006). Mitochondrial biogenesis in the anticonvulsant mechanism of the ketogenic diet. *Annals of Neurology*. 60, 223–235.

Castro, K., Faccioli, L.S., Baronio, D., Gottfried, C., Perry, S.I. & Santos Riesgo, R. (2015). Effect of a ketogenic diet on autism spectrum disorder: A systematic review. *Research in Autism Spectrum Disorders*. 20, 31–38.

Deutsches Institut für Medizinische Dokumentation und Information (DIMDI) im Auftrag des Bundesministeriums für Gesundheit (BMG) unter Beteiligung der Arbeitsgruppe ICD des Kuratoriums für Fragen der Klassifikation im Gesundheitswesen (KKG) (Hrsg). *ICD-10-GM Version 2019, Systematisches Verzeichnis, Internationale statistische Klassifikation der Krankheiten und verwandter Gesundheitsprobleme, 10. Revision, Stand: 21.September 2018*. Köln 2018.

DGE- Deutsche Gesellschaft für Ernährung e.V. (2006). Fettkonsum und Prävention ausgewählter ernährungsmitbedingter Krankheiten – Evidenzbasierte Leitlinie. Bonn. http://www.dge.de/rd/leitlinie/

DGE- Deutsche Gesellschaft für Ernährung e.V. (2015). Fettkonsum und Prävention ausgewählter ernährungsmitbedingter Krankheiten – Evidenzbasierte Leitlinie. (2. Version). Bonn. http://www.dge.de/rd/leitlinie/

El-Rashidy, O., El-Baz, F., El-Gendy, Y., Khalaf, R., Reda, D. & Saad, K. (2017). Ketogenic diet versus gluten free casein free diet in autistic children: a case-control study. *Metabolic Brain Disease*, 32, 1935–1941.

Evangeliou, A., Vlachonikolis, I., Mihailidou, H., Spilioti, M., Skarpalezou, A., Makaronas, N., Prokopiou, A., Christodoulou P., Liapi-Adamidou, G., Helidonis, E., Sbyrakis, S. & Smeitink, J. (2003). Application of a ketogenic diet in children with autistic behavior: pilot study. *Journal of Child Neurology*, 18, 113.

Food & Health Institute (2019). *Ketogene Ernährung. Das Wohlfühlessen*. (2. Auflage). Wroclaw, Polen: Amazon Fulfillment.

Frye, R. E., Sreenivasula, S., & Adams, J. B. (2011). Traditional and non-traditional treatments for autism spectrum disorder with seizures: an on-line survey. *BMC Pediatric*, 11, 37.

Goodman, R. & Scott, S. (2016). *Kinder und Jugendpsychiatrie* (3. Überarbeitete und erweiterte Auflage). Stuttgart: Schattenhauer GmbH.

Henderson, S. T., Vogel, J. L., Barr, L. J., Garvin, F., Jones, J. J., & Costantini, L. C. (2009). Study of the ketogenic agent AC-1202 in mild to moderate Alzheimer's disease: a randomized, double-blind, placebo-controlled, multicenter trial. *Nutrition and Metabolism*. 6, 31.

Herbert, M. R., & Buckley, J. A. (2013). Autism and dietary therapy: case report and review of the literature. *Journal of Child Neurology*, 28, 975.

Jurecka, A., Zikanova, M., Jurkiewicz, E., & Tylki-Szymanska, A. (2014). Attenuated adenylosuccinate lyase deficiency: a report of one case and a review of the literature. *Neuropediatrics*, 45, 50.

Kast, Bas (2018). *Der Ernährungskompass. Das Fazit aller wissenschaftlichen Studien zum Thema Ernährung* (29. Auflage). München: C. Bertelsmann Verlag.

Liśkiewicz, D., Liśkiewicz, A., Nowacka-Chmielewska, M., Nowicka, J., Małecki, A. & Barski, J. The ketogenic diet affects the social behavior of young male rats. *Physiology and Behavior*, 179, 168 -177.

Mantis, J. G., Fritz, C. L., Marsh, J., Heinrichs, S. C., & Seyfried, T. N. (2009). Improvement in motor and exploratory behavior in Rett syndrome mice with restricted ketogenic and standard diets. *Epilepsy Behaviour*, 15, 133.

Murphy, P., Likhodii, S., Nylen, K., & Burnham, W.M. (2004). The antidepressant properties of the ketogenic diet. *Biologial Psychiatry*. 56, 981–983.

Napoli, E., Dueñas, N. & Giulivi,C. (2014). Potential therapeutic use of the ketogenic diet in autism spectrum disorders. *PLoS One* 8(6): e65021. doi:10.1371/journal.pone.0065021.

Ruskin, D.N., Svedova, J., Cote, J.L., Sandau, U., Rho, J.M., Kawamura, M., Boison, D. & Masino, S.A. (2013).Ketogenic diet improve score symptoms of autism in BTBR mice. *PLoS One*, 8, e65021.

Stafstrom, C. & Rho, J. (2012). The ketogenic diet as a paradigm for diverse neurological disorders. In: *Front Pharmacol.* 3:59. doi: 10.3389/fphar.2012.00059.

Schwarzer, R. (2004). *Psychologie des Gesundheitsverhaltens- Einführung in die Gesundheitspsychologie* (3. Überarbeitete Auflage). Göttingen: Hogrefe Verlag.

Vanitallie, T. B., Nonas, C., DiRocco, A., Boyar, K., Hyams, K., & Heymsfield, S. B. (2005). Treatment of Parkinson disease with diet-induced hyperketonemia: a feasibility study. *Neurology* 64, 728–730.

Voskuyl, R. A., and Vreugdenhil, M. (2001). Effects of essential fatty acids on voltage-regulated ionic channels and seizure thresholds in animals. In: *Fatty Acids:*

Physiological and Behavioral Functions. Mostofsky, D.,Yehuda, S. & Salem, N. (Hrsg). Totowa, New Jersey: Humana Press.

Willis, S., Stoll, J., Sweetman, L., & Borges, K. (2010). Anticonvulsant effects of a triheptanoin diet in two mouse chronic seizure models. *Neurobiological. Disorders.* 40, 565–572.

BEI GRIN MACHT SICH IHR WISSEN BEZAHLT

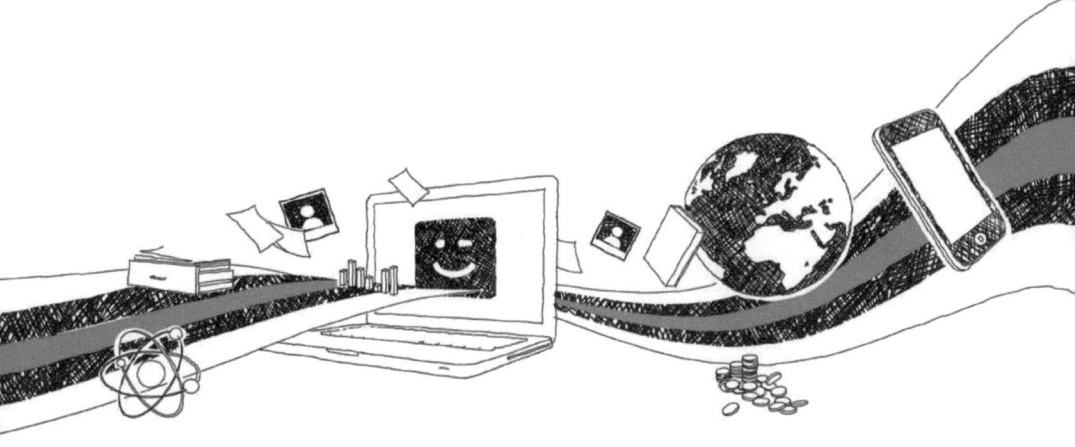

- Wir veröffentlichen Ihre Hausarbeit,
  Bachelor- und Masterarbeit

- Ihr eigenes eBook und Buch -
  weltweit in allen wichtigen Shops

- Verdienen Sie an jedem Verkauf

Jetzt bei www.GRIN.com hochladen
und kostenlos publizieren

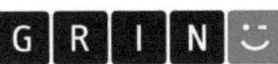